U0309827

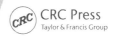

CRC Press
Taylor & Francis Group

精益管理界诺贝尔奖 ——"新乡奖"获奖作品

美系精益医疗
之门诊部案例

[美]查理·普罗兹曼　[美]乔治·梅泽尔　[美]乔伊斯·克尔察尔　著　任晖　译
Charles Protzman　George Mayzell, MD　Joyce Kerpchar　　　　陈莉

LEVERAGING LEAN IN OUTPATIENT CLINICS

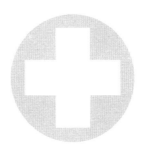

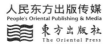

人民东方出版传媒
People's Oriental Publishing & Media
东方出版社
The Oriental Press

Leveraging Lean in Outpatient Clinics / by Charles Protzman; George Mayzell, MD; Joyce Kerpchar / ISBN: 978-1-4822-3423-7

著作权合同登记号　图字：01-2019-2234 号

图书在版编目（CIP）数据

美系精益医疗之门诊部案例 /（美）查理·普罗兹曼,（美）乔治·梅泽尔,（美）乔伊斯·克尔察尔 著；任晖，陈莉 译. —北京：东方出版社，2019.9
（精益医疗）
书名原文：Leveraging Lean in Outpatient Clinics
ISBN 978-7-5207-1160-9

Ⅰ.①美… Ⅱ.①查… ②乔… ③乔… ④任… ⑤陈… Ⅲ.①门诊—医药卫生管理—美国 Ⅳ.①R197.323.2

中国版本图书馆 CIP 数据核字（2019）第 180055 号

美系精益医疗之门诊部案例

作　　者：[美] 查理·普罗兹曼 Charles Protzman　[美] 乔治·梅泽尔 George Mayzell, MD
　　　　　[美] 乔伊斯·克尔察尔 Joyce Kerpchar
译　　者：任　晖　陈　莉
责任编辑：崔雁行　高琛倩
出　　版：东方出版社
发　　行：人民东方出版传媒有限公司
地　　址：北京市朝阳区西坝河北里 51 号
邮　　编：100028
印　　刷：北京文昌阁彩色印刷有限责任公司
版　　次：2019 年 11 月第 1 版
印　　次：2019 年 11 月第 1 次印刷
开　　本：880 毫米×1230 毫米　1/32
印　　张：3.25
字　　数：75 千字
书　　号：ISBN 978-7-5207-1160-9
定　　价：88.00 元
发行电话：(010) 85924663　85924644　85924641

版权所有，违者必究
如有印装质量问题，我社负责调换，请拨打电话：(010) 85924602　85924603

目　录

推荐序一

　　2001 年，受学校任命组建清华大学工业工程系，学校邀请美国工程院院士萨文迪教授担任首届系主任，我跟他共事十年。萨文迪教授提及他的博士指导小组成员之一是与泰勒同时代的美国工业工程学科的奠基人吉尔布雷斯夫人。起源于美国的工业工程被称为培养效率专家的学科，工业工程学科也是美国福特汽车公司大规模生产方式的理论源泉。2008 年，"精益"一词的发明人詹姆斯·P. 沃麦克到清华访问并做演讲，谈及精益生产起源于日本丰田汽车公司的现场实践，在丰田被称为"丰田生产方式"。"丰田生产方式"的发明人丰田公司的工业工程师、副总裁大野耐一先生在他所著的《丰田生产方式》一书中写道："不妨说'丰田生产方式'就是丰田式工业工程。因此不论是大规模生产方式（福特生产方式），还是精益生产（丰田生产方式），实际上都是以工业工程理论为基础，有效组织和管理汽车制造厂的最佳应用实践。"

　　"丰田生产方式"在 20 世纪 70 年代引起全球关注，原因就是人们发现，在石油危机后经济低速增长的环境下，丰田汽车公司的业绩亮眼，具有更强的抗萧条能力。1985 年，美国麻省理工大学用了五年时间，深入丰田汽车公司进行研究，并同时对 90 多家汽车厂进行对比分析，于 1992 年由沃麦克领衔撰写了《改变世界的机器》一书，书中首次将"丰田生产方式"定名为"精益生产"。四年之后，续篇《精益思想》出版，进一步从理论高度归纳了精益生产中所包含的新的管理思维，并将精益生产扩大到制造业以外的所有领域，尤其是服务业。精益生产方法外延到企业活动的各个方面，不再局限于生产领域，从而促使管理人员重新思考企业流程，消灭浪费，创造价值。

精益思想最成功的应用领域是制造业，今天，几乎没有大中型制造企业是不运用精益思想或者实施精益生产的，精益生产已被证明对制造企业竞争力提升发挥了重要作用。进入二十世纪，面对医疗成本的日益增长，精益思想越来越成为很多国家提升医疗效率和质量、降低医疗成本的选择，越来越多的医院运用精益思想改进他们的医疗运营。中国正处在深化医改的时代背景下，精益医疗会对中国医疗服务改革以及建立现代医院管理制度提供有益的新思路。

本次出版的一套六本书都是有关精益医疗的，曾荣获"精益管理界"的诺贝尔奖：新乡奖。第一本《美系精益医疗大全》全面介绍精益医疗概念，系列中的其他五本则分别关注医疗的一个特定领域，介绍在这些领域中如何通过实施精益，取得重要的流程和质量改善。书中有大量精益医疗的实践描述，以及案例研究和经验教训。本套书既详细介绍了精益理念、精益工具和精益方法论，也针对不同的医疗实践领域介绍了多样化的精益改善活动，示范如何运用精益的工具和理念实现对医疗流程和质量的持续改善。同时，也为读者提供了一个可以复制或者修改后运用在自己组织机构中的实践范本。

精益思想充满活力和生命力，精益医疗、精益服务、精益开发、精益创业等新的应用领域层出不穷。这套书体现了精益思想在医疗行业的最新理论方法和最佳实践，对医疗管理的实践者和研究者都是十分有价值的。我郑重地推荐给读者。

郑力，2019 年 9 月于清华园

推荐序二

　　首先，本书三位作者的合理组合，奠定了为读者提供丰富精神食粮的基本前提。查理·普罗兹曼是一位有 20 多年的从业经验的精益管理专家，并在职业生涯后期致力于精益管理在医院中的应用转化；乔治·梅泽尔既是一位出色的医疗专家，也是多项先进医疗管理工作的推进者，在工作中逐步融合了精益管理思维和方法，是精益医疗的实践者和倡导者；乔伊斯·克尔察尔是一位高级医疗管理专家，在 20 多年医疗管理经验的基础上，开展了多年的精益和六西格玛管理的顾问工作。三位作者从各自不同角度为本套书提供了丰富的素材，无论翻阅到哪一章节，读者都能够感受到理论与实践相结合的实用气息。这部著作巧妙地将精益管理从最早的丰田汽车生产管理模式逐步延伸到在美国制造企业的普遍应用，并进一步转移和融入到医院管理的各种情境当中，不仅探索了精益管理国际化的现实成功案例，且比较巧妙地实证了跨行业（从制造业到医疗行业）实施精益管理的可行性和现实性。

　　本套书的结构安排十分值得玩味。书中主要是从精益概述和精益方法工具两方面做了安排，并没有直接或重点切入精益医疗这个主题，而是在系统阐述精益管理故事的过程中，技巧性地对精益医院管理内容做了融入性安排，产生了潜移默化的效果。深入阅读后可以发现，第一本书《美系精益医疗大全》

中第一部分不仅对精益概念和精益历史做了介绍，更有价值的是做了两方面延伸内容的分析，一是对批量生产与精益生产在思维方式、价值流动特点方面做了对比；二是探讨了精益生产方式是否可以被应用到医院管理这个核心问题上，在从不同视角运用多个示例进行分析的基础上，给出了合理结论：结论一，某种意义上，医院和制造业大致相同，需要通过均衡化、一个流或者更小批量的方式，为患者提供更高效的医疗服务；结论二，虽然仍然面临一些挑战，但是精益管理适用于医疗管理环境，医疗管理应该朝着准时化、均衡化、自働化等精益的方向来构建高水平的医疗服务体系，并应持之以恒地通过改善消除各种浪费，以向社会和患者（客户）提供更满意的服务。

本套书有一个明显超越很多精益生产或精益管理作品之处，就是重点强调了精益与变革管理的关系，本质上揭示了世界范围内众多企业和医院实施精益管理成功与失败的根本原因——精益从根本上是组织变革，既要解决事的问题，也要解决人的问题，而且人与事要有机结合。原因在于：精益的实现必然与组织变革伴生，需要通过组织和制度变革产生精益推动力和保障力，进而使组织和制度系统不断从精益能力创建过程中获得变革的导向和动力。因此，我本人十分认同作者的观点，即精益的成功不仅需要组织中成员的执行力和改善力，尤为重要的是组织成员应当优先从管理层获得决策力、战略定力和精益领导力。

书中的精益基础部分，设计了实现精益的 BASICS 方法论。该方法论在某种意义是整合了 ECRS、PDCA、DMAIC 等经典的工业工程理论和方法的结果，形成了一个比较有一般借鉴意义的实施模型，并按照B、A、S、I、C、S的顺序递进完成了后续内容，比较系统地呈现了作者们对精益管理实现过程的内心思考和演绎逻辑。书中除了集中对精益方法和精益工具做了大量阐述，还用了较大篇幅并借助精益在医疗系统中的应用实例，深入探索人与精益的复杂关系问题，包括对高级管理者、部门经理、业务主管，乃至一般员工与精益实现的相互影响关系的分析。这部分内容与前面提及的变革管理遥相呼应，反映了社会学、心理学、行为学等与精益方法、工具使用的内在关系，突显出作者在精益实践中识别问题的深度。个人认为，这部分内容恰恰是本套书的与众不同之处，也是本套书所呈现出来的更具价值的内容。总体而言，本套书内容不仅为企业和医院管理者推行精益管理提供了极具价值的经验、建议和方法指导，也为这些管理者提出了善意警示：再好的理念和方法都需要落实到人的行为改进和组织变革中，并固化到组织文化中。

我国的医院管理与美国、日本和西欧发达国家，都存在显著不同，客观讲，我国的医疗效率是比较高的，但是我国医院，尤其是公立医院的资源浪费是巨大的。我国当前的主流医疗管理仍然是专家型管理模式。这种模式不断强调技术、设备的先进性，却难以使技术和设备应有的效能得到有效发挥，因此难以解决社会（人民群众）对高质量和高效率医疗服务需求与医疗服务供给能力不足之间的突出矛盾问题，这种矛盾问题在中心城市医院显得尤为突出。毋庸置疑，很多医院试图通过增加医护工作者负担的方式来解决问题，这不仅造成医护工作者工作负荷过大、心理压力过大和离职率高等现实问题，而且难以有效消除不断激化的医患矛盾。医院更应该通过建立精益管理的系统性理念，运用有效消除医疗资源浪费的科学工作方法，优化医疗服务的流程和体系，建立起富有价值创新导向的内生机制来解决问题。显然，医疗管理部门和医院高层管理者有责任探索更加科学的方式和方法来化解这些矛盾问题，社会相关组织和服务机构也有义务推动医院开展精益管理创新活动。排除人口和文化特性的差异，书中阐述的一般性精益理念和方法，对我国的医院推行精益管理确实有很好的借鉴意义。如果细细品味，很多实例已经直接或间接地为医疗管理当局和医院管理者提供了打开精益之门的钥匙。如同制造业实施先进制造管理模式变革一样，精益管理也是医院转型升级的必由之路，改进质量、提高效率并活化人的价值，是精益的本质属性。精益医疗管理已经在我国的部分地区率先取得了良好示范性成果，比如天津泰达心血管医院、台州（恩泽）医院、广东省中医院等，而且精益医疗正在长三角、珠三角地区悄然兴起。可以预期，精益医疗将很快会在中华大地得到广泛普及。

我们在学习、应用和推广精益医疗管理方式的过程中，无论是医院管理者，还是精益管理咨询专家，在汲取本套书中丰富营养的同时，建议大家还要注重基础精益方法和工具以外的一些重要内容，比如我们的国情和地域文化差异、精益变革或改善的基点、精益方法背后的基础理论和方法，也包含日益兴起的信息技术和智能技术对精益的作用等。很重要的是，在我国推行精益医院管理或精益医疗管理，需要结合自身情况构建与之相适应的方法论，而且这一方法论本身也应该是权变的，因为任何两家医院都是不完全相同的。

很荣幸受邀为本套书做序，在阅读和学习本套书的内容时，书中的一些观点、策略、方法与我本人的思想不断产生碰撞和交融，使我对东西方组织精益管理的异同有了更深刻的理解，对思考和解决我国企业和医院中的问题提供了一些启示，受益颇多。

受知识、阅历和能力的限制，本人很难将本套书的优点、亮点一一列举和准确表达出来，所提出的一些观点未必准确，不足之处，敬请谅解。希望借此机会与关注和推进精益管理的诸君共勉！

工业工程与精益管理专家

天津大学教授刘洪伟

推荐序三

随着医改的进一步推进，医院管理面临前所未有的挑战。药品零加成、耗材零加成、按病种付费，以及三级公立医院绩效考核体系的建立，无一不意味着新挑战与新机遇。患者来到医院既有医疗需求，也有服务需求，医疗安全质量需要不断提高，科室建设与人才培养面临压力，医院运营效率也需要提高，到处都有问题需要解决。如何系统性地解决医院管理过程中出现的各种问题，并构建一套行之有效的管理体系，从而增强医院的竞争力，是亟待解决的问题。

精益管理思想，正是一套系统性的管理方法，帮助医院不断消除工作中的各种浪费，解决实际问题。我们看到患者排队等待时间减少，非计划拔管率下降，配药内差减少，出院流程加快，急临医嘱准时，手术室利用效率提升，内镜中心与 B 超效率提升，药库周转天数下降等等。在解决一个个具体问题的过程中，精益实践者对于工作的理解加深，解决了具体问题，更重要的是掌握了科学解决问题的能力，逐渐形成持续改善的文化。

精益虽然起源于日本丰田汽车，但是精益在医疗行业的大部分先行者都来自美国。美国医疗行业也面临着极大的挑战（譬如高额的医疗成本），有一些医院开始在困境中寻求破局之路。很多医院也选择了精益，例如美国西雅图市的弗吉尼亚梅森医院是个典型样板，一个体现了美国医疗行业诸多弊端的样板，这些弊端在当今的美国医疗界依然存在，而且屡见不鲜。"梅森医院在艰难的情况下选择了精益，经过十多年的努力，历经磨难，实现凤凰涅槃，成为医疗行业的标杆。"（《医政传奇——从经典到精益》，人民军医出版社，2014）"位于威斯康星州的泰德康医疗中心也同样在一把手的带领下，从2005年开始通过系统性地实施精益医疗，在5年时间里，实现了医疗质量提高，患者满意度提高，同时利润上升的瞩目成绩。"（《精益医疗》，机械工业出版社）精益医疗也逐渐在美国医疗系统被广泛接受，包括麻省总院、约翰·霍普金斯、哈佛附属妇女儿童医院、梅奥诊所、密歇根大学医院等顶级医院也开始通过实施精益来提高医疗质量安全、提高运营效率以及提高患者满意度。

精益医疗在中国的实践才刚起步不久，最早是GE医疗开始在医院开展六西格玛绿带和黑带的培训、认证，在局部开展六西格玛的改善项目。但是局部的改善很难见到系统性的成效。2012年开始，在美国UL公司（Underwriter Laboratories Inc.）、精益企业中国（Lean Enterprise China，LEC）等咨询和研究机构的带领下，有一些大型的公立三甲医院开始系统性地实施精益变革。如浙江省台州医院，在"新乡奖"卓越运营模型的基础上，从愿景使命价值观开始，通过战略展开体系和A3问题解决，建立了结合自身实际的精益管理系统。经过十几年坚持不懈的努力，浙江省台州医院成功实现了精益转型，并在2019年获得中国质量协会的"全国质量奖"，成为医疗行业第一家获此殊荣的组织，成为中国医院卓越运营的典范。其他例如，广东省中医院、南方医科大学深圳医院、宝安中医院（集团）、广州中医药大学深圳医院、东莞市儿童医院等也结合自身实际在坚持着精益实践。精益医疗的星星之火已经开始燎原，精益企业中国的精益医疗绿带培训项目已经开展了 9 期培训，在几十家医院培养了超过 300 名经过精益医疗绿带课程培训和认证的医护人员，成为精益医疗的先行者。从诸多医院的实践中，我们可以看到，精益医疗不只是可能，而是必然。

虽然早些年已经有介绍精益医疗的书籍在国内翻译出版，包括前面提到的《医改传奇》《精益医疗》等。但是这套书更为系统地介绍了精益的起源，并结合医院的实际案例介绍了在医院实施精益问题解决的 BASICS 模型：基线—评估—建议方案—实施—检查—维持。这个模型基于我们耳熟能详的 PDSA 循环，实质上是科学的逻辑基础。本套书给我们在医院实施精益变革提供了一个逻辑框架，同时以翔实的案例和通俗的解释介绍了实施精益变革过程中可能会用到的各种精益工具。本套书获得了 2013 年新乡大奖。本书作者查理先生有在医院实践精益的丰富经验（译者任晖先生也来自丰田，具有丰富的精益实践经验），将这些来自生产领域的工具"翻译"成为医护人员更容易理解和接受的语言。

实践和研究都一致表明，仅在局部实施精益或者改善，不仅不能实现系统改善，也不能很好地维持。在医院实施精益是艰难的组织变革，需要系统的变革管理和专业咨询顾问的支持，更需要一把手的亲自参与以及其他机关部门的支持，最终实现组织文化的转变，建立一个持续改进的组织。正如书中提到的：精益是要致力于建设精益文化，而不仅是精益工具的应用。

我很希望看到更多的医院加入到精益实践中来，共同在艰难的环境下摸索出一条适合我们中国实际情况的精益医疗实践之路，为健康中国添砖加瓦。

精益企业中国（LEC）

精益医疗总监罗伟

译者序

本套著作覆盖了丰富的精益医疗理论和实践案例，通过精益文化变革，让医疗流动起来，传递以人为本，让患者和医者快乐的理念。期待此套著作能够帮助中国医院建立以人为本、赋能传承的医院精益管理系统——鼓励医护员工敢于暴露问题，持续参加精益改善。

我曾经是传统的精益实践者，长期专注于丰田模式的实践，在精益方法论的实施与创新中摸索出"适合丰田体系外的精益套路——培育精益领导力"。几年前，我转型为非传统服务业的精益实践者。为此，我对中国医院现状和实施精益医疗的必要性，略谈个人感悟。

我曾经陪同年迈的母亲去某代谢病门诊挂号、诊断、取药，足足花费了3个小时，当时我在内心揣摩：除了运用精益简化门诊流程，如果均衡化安排患者预约门诊时间，减小患者批量，可以缩短门诊等待时间。还有一次，父亲住院两周后，出院前一天，做一个核磁检查，在放射科等待了近2.5小时，事后住院部护士长神秘地告诉我："这是凭借个人关系找到放射科，给您的父亲插队，您应该知足吧？"我一脸苦笑。如果实施住院部模型，关注患者的价值，提前计划患者的出院时间和每日医疗活动，打破部门之间的壁垒，建立住院部与辅助服务部门（例如放射科）的信息流，创造单例患者流，实施这个住院部模型，患者一定会快乐吧！

当前，中国一些医院开始尝试导入精益，大多数医院从 5S 和 QCC 品管圈入手，做一些点改善项目，我们称之为碎片化应用精益工具，没有建立长远精益战略和规划、没有建立领导力的管理职责和绩效牵引的机制，用以打造循序渐进的全员参与的精益推进体制和培育精益人才的精益系统，难以维持和巩固。由此，这些点改善项目经常是不了了之，没有与医院中长期的绩效发展和人才培育的目标，建立链接和长效机制。

2019 年初《国务院办公厅关于加强三级公立医院绩效考核工作的意见》的总体要求中提出的基本原则是：三级公立医院坚持公益性导向，提高医疗服务效率。以满足人民群众健康需求为出发点和立足点，服务深化医药卫生体制改革全局。三级公立医院绩效考核指标体系由医疗质量、运营效率、持续发展、满意度评价等 4 个方面的指标构成。

以上内容让我陷入深深的思索中，中国正面临医疗组织改革和体制多元化，伴随着保险公司和各级政府不断削减成本，医院实施精益的决定最终将不再是一种选择，而是医院生存和提升竞争优势的必要条件。医院必须能够在尽可能少的空间，以最少的库存、最少的员工和最少的错误，提供尽可能好和多的服务。大型三甲医院生存的唯一途径是实施精益、降低成本，让中国国民看得起病。医者仁心，善莫大焉。医者精益，善莫大焉。

精益源于制造业，我根据丰田 TPS 系统和丹纳赫 DBS 系统，勾勒出精益组织的精益模型和理想状态，其同样适用于医院：

1. 建立组织的精益文化：精益需要领导每日带领员工进行

PDCA 改善，消除不需要、不合理、不均衡。精益文化关注"尊重与持续改善"。丰田 TBP 问题解决的十个意识是指导员工解决问题的思维和行为的准则！这十个意识包括客户至上，经常自问自答"为了什么"，可视化，根据现场、现物、现实进行管理决定等。

2. 建立组织的选人、用人、育人、留人的人事体制，彻底落实"以人为本""造车先育人"的尊重文化。薪酬福利、培训晋升、业绩考核的人事制度——提高员工凝聚力和敬业度，建立公开、公平、公正的绩效管理环境，用以引导持续改善。

3. 建立全员每日维持和改善的体制：每日运用目视化精益工具暴露问题，运用 A3 方法解决问题、维持和改善 QCD 绩效，培养精益人才。

目视化包括：质量确认台；变化点管理板；晨会和分层审核报告；方针管理重点工作、开展目视化；多能工目视化；物料流动和齐套配送等。

4. 为了实现方针管理的绩效目标和精益人才培养，建立突破性改善团队问题解决的机制和年度重点项目报告机制：例如 War Room、VSM 改善追踪和定期评审等。

精益模型只是一种理论模型，那么，如何在医院落地精益管理呢？

首先，什么是精益医疗的价值呢？从身体上或者情感上改变患者至更好的状态，患者愿意为感知到的增值活动买单；以患者为本的人文关怀，医生及时给患者看病，护士对患者耐心、服务周到、专业。

在医院建立精益系统，50% 是实施精益工具。这是精益的科学管理部分。在医院实施价值流、产品加工流、全面作业分析、换型等精益工具识别浪费时，需要测量大量的数据。许多医院拥有大量的数据，但必须将它们整合到一个数据库中，并且需要清晰定义"数据收集触点"。然后，运用四大原则——消除、重新安排、简化和合并，提升增值比例。建议医院部署精益时，运用适合医院 PDCA、DMAIC、BASICS 的系统问题解决模型，实施由批量到精益的转型，并结合点改善和自下而上的个人改善提案，创新可持续的精益实施系统。

精益医疗的精髓在于根据患者的流动和平准化安排工作负荷。倘若医生每日查房时采用批量处理，支撑服务部门会产生多米诺效应。在短时间内，成批的医嘱被发送到支撑服务部门，例如化验室、药房、放射科。由于需求的波动，系统承受瞬时的巨大工作负荷压力，医护员工感到非常沮丧。通过改善，均衡查房时间和消除批量处理，缩短医疗服务时间和患者等待时间，患者快乐；员工工作负荷均衡化，医者快乐。

在医院建立精益系统时，另外的 50% 是"人员"的文化变革管理。首先，精益文化变革是医院一把手工程。变革管理之前，医院应该向医护员工传达精益变革的迫切性和对员工有什么好处，促成员工认可精益。在变革管理之中，职责和数据始终是贯穿的一条红线，领导者垂范 Gemba Walk（走动管理）和教练员工，制定长期精益路线图和目标，先期投入资源，为员工提供改善时间，调动员工参与改善的积极性，建立每日精益推进体制（例如精益套路、管理白板会、分层审核和 A3 等），使得一线主管从维持工作发展为改善和育人的精益管理者。在变革管理的维持阶段，循序渐进地建立医院的精益文化，包括坚持更新标准作业和建立改善提案奖励系统，不奖励应急解决问题的救火英雄，培训员工的精益能力，完善培训、职级晋升通道，以及绩效评价、薪酬分配，引导员工的持续改善行为。此外，在医院内创造公正和免责的精益文化氛围，当问题发生时，医护员工能够立即勇于承认错误，把问题暴露出来，及时调查管理系统的根本原因并采取对策，这是真正的、了不起的精益文化转型。精益是一把手参与并建立核心价值观，精益是领导者每天教练员工实施 PDCA 改善。

中国面临人口老龄化，伴随着"全面大健康"政策的落地，医院和养老机构实施精益转型是趋势使然。精益实践者有责任回到精益的原点，让患者和医者快乐。如果能够助推把精益管理引入中国医院，创新医院以人为本、培育精益人才的核心理念，将是我们莫大的荣幸。

陈莉老师负责翻译了《美系精益医疗大全》第十三、十四章，《美系精益医疗之外科案例》全书，《美系精益医疗之支撑服务案例》第一、二章，以及本套书的图表翻译。我参与了整体的翻译工作，并统校全套著作。感谢查理先生在大洋彼岸，对每个英文缩写的出处和词汇难点，给予及时和专业的回复。

因时间和能力所限，译稿难免存在疏漏，有未能将原书语言字字珠玑地译为中文的地方，实属遗憾。我想写书、翻译都是一种治学和精进之道，欢迎精益医疗的同人，帮助我们持续改善，并成为我们的老师。

任晖，2019 年 8 月于天津

前　言

　　本套书旨在为医疗高级管理者、领导者、经理、流程优化团队成员和具有求知欲的一线员工提供参考指南，他们期待实施并借助精益将企业转型为高质量患者医疗业务的系统，这里每一个字都很关键。精益是对流程的一种不同的思考方式。高质量地治疗病人对于医疗服务无比重要。我们不鼓励工作更快或更加紧张，因为"匆忙造成浪费"，就是说匆忙时我们就会犯错误。"业务"是指将精益应用于可看作一个流程的任何环节，包括患者护理、信息系统或业务系统（会计、计费、市场等）的所有部分。为了减少整个系统的运行时间，所有业务流程的各个环节都应该流动起来。交付指的是将您的产品或服务交付给客户。交付的重点是能给客户增添何种价值。系统意味着我们试图改善的每一个流程都与其他流程链接或与其他流程集成。在大多数情况下，医疗是通过一个被集成的交付网络或系统实现的。改变一个流程，而不影响其他几个流程，是十分困难的。当您把所有这些放在一起时，对任何组织来说都面临着非常大的文化变革。文化变革意味着，如果您切实运用这些精益概念和工具，您就会成为世界级的领导者。如果您已经开始或正在考虑波德里奇或新乡奖，运用精益六西格玛会积极影响几乎所有的奖项评价标准。波德里奇和精益是无止境的，是持续不断的迭代式改善。

第一本书《美系精益医疗大全》按照章节划分。由于这些章节大多数都是独立设计，因此您会在书中发现一些重复，包括一些重复的概念，甚至一些经验教训之间的相似性，因为我们觉得这样的重复对读者是重要的。第一本书分为两个部分：

第一部分，第一章至第四章，包括定义精益是什么，以及发展到今天日臻完善的精益旅程中独特的历史故事。我们还想诠释丰田生产系统（Toyota Production System，TPS）与科学管理之间的联系，以及弗兰克、莉莲·吉尔布雷思和弗雷德里克·泰勒之间的联系。也有一个鲜为人知的组织称为民间联络小组（Civil Communication Section，CCS），它是由弗兰克·波尔金霍恩、荷马·萨拉索恩和我的祖父查理·普罗茨曼组成的。

我们阅读了超过 300 本这些人写的关于精益、六西格玛和全面质量管理的书籍，其中许多书籍来自生产力出版社。我们感谢诺曼·博德克，他是该领域的先驱。本套书主要关注精益。我们的经验是，大部分精益医疗生产力改善，都起步于实施精益。我们建议首先使用精益概念和工具来优化流程和消除浪费，然后应用六西格玛工具来减少流程中的波动。由于前四章更多地关注精益的介绍和历史，因而涉及许多制造的实例。

第二部分，从第五章开始，描述每一个精益工具和概念及如何应用它们。它们根据常规的使用顺序和层次上的优先次序加以组织，但应该注意的是并非所有的工具都被使用。我们针对手头的问题选用合适的工具。我们把工具放在一个被称为 BASICS 的版式里。许多组织已经对自己的精益问题解决模型进行了标准化，而一些组织已经对六西格玛的 DMAIC（设计、测量、分析、实现、控制）模型或 PDCA 进行了标准化。精益工具可以被整合到 DMAIC 或任何其他模型；然而，精益工具倾向于在 DMAIC 模型内跨越类别地运用。不管您运用什么样的模型都不重要，只要每个人都明白他们在实施精益六西格玛改善时所运用的"工具"就可以了。

本套书的其他五本——《美系精益医疗之化验室案例》《美系精益医疗之急诊部案例》《美系精益医疗之门诊部案例》《美系精益医疗之外科案例》《美系精益医疗之支撑服务案例》，详细介绍了如何在各种医疗流程中实施精益。我们花了很多年研究，在小型、中型、大型医疗系统和组织中实施精益，我们发现分享经验教训是非常有价值的。每本书的开始部分从传统的观点出发，描述每个区域通常的运营情况，并描述典型问题。然后，我们通过各种精益实施方案，展示了我们如何使用价值流和其他精益工具。我们引入可落地的蓝图，因此结果可以被复制或修改，以用于其他机构。每本书还囊括了实例、故事、案例、结果和经验教训。

本套书提倡基于可测量结果的理念哲学，清晰测量在质量和效率上的改善结果。我们要指出的是衡量投资回报（Return on Investment，ROI），面临着有形和无形的挑战。

精益不仅仅是运作层面的行动。如果实施得当，精益理念将驱动组织内各个环节和区域的改善。本套书没有覆盖实现精益业务交付系统的全部知识、技术，但我们力求覆盖大多数业务流程都相通的最基本的知识，鼓励读者通过阅读与这个主题相关的许多其他佳作，并与寻求建立精益组织的人士互动，以获得更多的知识。在书中，我们会提及额外的参考书。

如何应用精益文化将在书中予以讨论，包括实施持续改善和科学管理原则，使人们基于对数据与主观意见的比较，做出管理决策。书中的工具和实施技巧旨在帮您避免习惯性思维，让您看到基于谁和最终会给客户带来什么样的增值并做决策。

本套书强调精益六西格玛之旅的重要性。倡导追求永无止境的持续改善，因为总会有更多的浪费被发现，需要被消除。

读者在每一次成功后都会感到兴奋，还会从每一次失败、挫折中吸取教训。您会在追求精益的过程中找到快乐，因为您和您的组织能够完成的事情是无穷尽的。祝您精益之旅顺利！

千里之行，始于足下！

查理·普罗兹曼 III，MBA，CPM，

乔治·梅泽尔，MD，MBA，FACP，

乔伊斯·克尔察尔，PA-C

作　者

查理·普罗兹曼 III，MBA，CPM

1997 年 11 月，查理·普罗兹曼组建了业务改善集团，LLC（B.I.G）。B.I.G 位于 MD 巴尔的摩，致力于实施精益思想和精益业务交付系统（LBDS）。

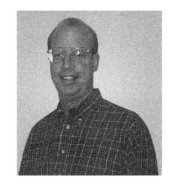

查理有 26 年以上物料和运营管理经验。他在联合信号（现称霍尼韦尔）工作了 13 年，在那里他曾任航空航天战略运营经理，是第一位联合信号的精益大师。他获得了许多特别的表彰和降低成本的奖项。在联合信号工作时，查理是 DBED 的马里兰联盟的外部顾问。他为世界级标准文件给予了输入建议，并协助前三个初始的 DBED 世界级公司评估。查理在全世界传授学生关于精益原则和全面质量管理。

查理在过去 16 年里一直在美国实施成功的精益生产线转型、改善活动、管理业务系统改善（业务部门精益）。除了制造业，他还专注于医院/医疗的精益实施。

查理拥有马里兰州洛约拉大学的文学学士和工商管理硕士学位。他目前是 SME、SAE、IIE 和心理类型协会的成员。他是一名有特许认证资质的 MBTI 教练。他是 APICs、AME 冠军俱乐部和 NAPM 组织的前任成员。

乔治·梅泽尔，MD，MBA，FACP

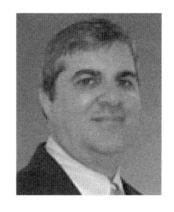

乔治·梅泽尔博士是一个董事会认证的内科医生和老年病医生，具有超过 10 年的患者护理经验和超过 15 年的行政卫生行业经验。

从 2008 年 12 月开始，梅泽尔博士在麦瑟迪斯特·勒·邦霍尔医疗中心担任高级副总裁和首席患者护理主任。麦瑟迪斯特位于 TN 孟菲斯，由七家医院系统构成，拥有超过 1600 张被认证的病床。他负责患者护理操作和监管制度的准备就绪。此前，他曾担任麦瑟迪斯特德国小镇医院的首席医疗运营官（CMO）。

除了曾任佛罗里达大学的指导教师外，梅泽尔博士还在佛罗里达州的蓝十字蓝盾公司工作，他直接参与了医疗管理活动，包括疾病管理、利用率审查、申诉和不满、病历管理、药房效益、支付绩效和医疗风险。

乔伊斯·克尔察尔，PA-C

乔伊斯·克尔察尔拥有超过 28 年的医疗行业经验，目前担任奥兰多佛罗里达医院外科发展研究所的主任，该医院是基督复临会卫生系统的一部分，是一家急性护理的三级医院，一年治疗超过 1500 万名患者。她于 2001 年加入佛罗里达医院，从事精益高级顾问超过 5 年，范围跨越八个院区的各种临床部门，她具有六西格玛黑带，是一名被认证的 MBTI 教练。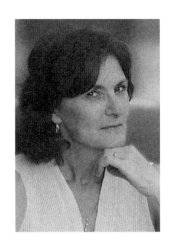

她的职业生涯起步于担任心血管、胸外科和（大部分时间）医疗护理科的委员会认证助理医师。在加入佛罗里达医院之前，她在医疗相关行业中担任过各种行政职务，其中包括管理医疗和与保诚医疗签署服务和同。保诚医疗在佛罗里达州中部九个县服务了 20 万名会员，与阿维欧集团产品管理签署服务合同。阿维欧公司向医疗机构提供信息技术支持，为科技初创公司进入商业和市场提供战略咨询。

克尔察尔女士热衷于在医疗流程中实施精益、消除浪费、减少错误、提高整体质量水平、降低医疗成本。

第一章

胃肠门诊部

胃肠内窥镜手术区与门诊手术区、门诊心脏手术区相似。医生建议对患者进行内窥镜检查、结肠镜检查或其他专门的检查，并将患者推荐给胃肠专科医生。患者随后打电话预约，由一名胃肠专科医生参与他们的保险计划，除非紧急，否则办理保险计划可能需要几周时间。患者造访胃肠专科医生之后，医生安排手术，并向患者提供或者邮寄入院前资料包，说明胃肠内窥镜手术、患者所需要的准备工作——填写、返回的既往病史调查表和药物清单，以及在何处购买手术之前需要的物品。

想象您是这位患者。在手术之前，您可能接到胃肠内窥镜手术门诊部的电话，并完成保险验证和分摊费用的支付。在手术当天，当您到达胃肠门诊部时，签到处职员向您问候。你在手术日志上签字，被告知请坐下。然后，您开始等待。医院传唤您去挂号，并且要求您提供入院前的资料包——既往病史调查表和药物清单。当挂号完成之后，您继续等待（通常患者被告知提前 30～45 分钟来门诊）。一般来说，预约越晚，等待的时间就越长，因为手术往往会被延误。入院评估护士会打电话给您，核对您入院前的资料包（既往病史、就诊原因以及您所服用的药物名称）。然后，您继续等待。您被通知回到术前区域脱掉衣服，并被分配一件长袍和一张床位。窗帘拉开了，您等待护士。护士再次核对您的既往病史和健康体检，以及您所服用的药物名称。然后护士检查您的生命体征，开始进行静脉注射，您继续等着。接下来，您被送到手术室，在那里医生可能会也可能不会问候您。或许，麻醉医师会再次核对您的既往病史和药物。当手术完成之后，您将被送回到监护室，在那里您被唤醒。在监护过程中，医生会与您、您的家属讨论您的初步手术结果。护士或者内科医生将为您提供术后指导，并建议您联系您的医生以获得最终的手术报告。在一些胃肠内窥镜手术门诊部，您可能会被带到一间咨询室［鉴于医疗保险可携性和责任法的权益（HIPPA）的原因］，在那里您需要等待数小时，胃肠专科医生才能完成出院流程。

X医院门诊部　胃肠门诊部

　　X医院给我们安排了一次内窥镜化验室的参观。参观期间，X医院表示几个月前该部门聘请了一位精益顾问，并且对胃肠门诊部的布局实施了几次建议性改善；顾问还告诉他们胃肠门诊部的每个区域均具有充足的空间应对胃肠门诊部的接诊。

　　X医院胃肠门诊部的客户满意度很低。胃肠门诊手术流程仍然不顺畅，患者在检查、手术前不得不等待，X医院胃肠门诊部认为他们需要更多的术前准备室。他们刚刚增加了两个监护室，但监护室仍然满员，这意味着不得不将患者滞留在手术室，导致后续患者的手术延误和医生的不满意。除了胃肠门诊手术延误外，财务部门要求胃肠门诊部裁减3名全职员工以满足预算。经理说，如果他们不得不裁减护士，他们就必须关闭一个手术室，每天都会不得已放弃手术。我们发现胃肠门诊手术遭遇了平均 2 小时的延误，在一天工作结束前，发生最多 3~4 小时的手术延误，他们真正地需要实施精益，走出困境。最近，胃肠门诊部安装了数字化显示板——实时显示每位医生当前手术的延误时间。

现场巡视和精益评估

经理带我们参观了胃肠门诊部。我们要求走与患者一样的就诊流程路线。按照我们的参观路线（图 1.1），我们绘制了一张产品加工流（PPF）和点到点的组合版图。当我们参观胃肠门诊部时，注意到许多护士和挂号处的员工们在工作时间有空闲。胃肠门诊部拥有 6 间手术室，布局空间充分，术前区和监护室区彼此邻接，护士们能够柔性分担这两个区域的作业任务。胃肠门诊部的患者挂号处上午繁忙，患者们不得不排队等候挂号。我们询问为什么会发生患者排队呢？经理告诉我们，上午5：30当10～12例患者同时出现在胃肠门诊部挂号处时，只有一名挂号人员。我们向经理要了一些胃肠门诊手术流程数据。她说她没有任何硬性数据，但是她可以估计胃肠门诊手术流程数据。要求提供的数据包括手术时间、医生的工作时间以及手术时间安排方式。参观结束后，我们将获得的手术流程数据进行抄录，并且要求胃肠门诊部经理提供更多的手术流程数据。我们在现场巡视过程中，向胃肠门诊部经理询问，患者为什么要去入院评估护士那里。答复是"肯定的"，入院评估护士核对、更新患者的既往病史和健康体检（H&P）。我们被告知，这是内部入院评估使用的既往病史和健康体检表格，入院评估护士用这张表格对每例患者进行核对。我们又向经理询问，医生是否对患者核对了既往病史和健康体检表格。答复是"肯定的"，但是表格内核对的内容不同。然后我们问经理为什么用入院评估表格而不是医生的表格。经理说他们一直都是那样做的。我们又询

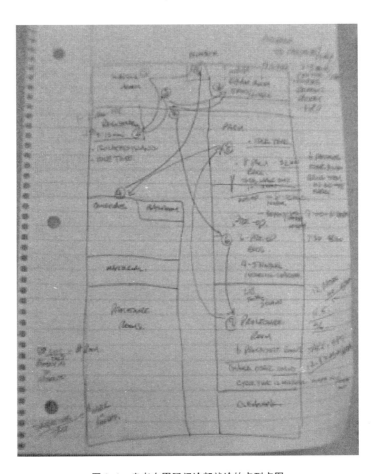

图 2.1 患者在胃肠门诊部就诊的点到点图

问为什么用入院评估的表格。经理的答复是"按照要求做的"。我们问，"谁对患者负责呢？"答复是"医生"。我们继续询问经理："如果医生自己为患者核对既往病史和健康体检表格，而您出于任何特殊原因，未使用入院评估表格对每例患者核对既往病史和健康体检表格，您为什么还要这样做呢？"经过再三考虑，经理同意此行为是非增值的，因为大多数患者信息都是多余的，而且医院对表格没有标准化的要求。医生们讨论了这种行为，认为这是不增值的工作，因此取消使用为每例患者核对既往病史和健康体检表格的入院评估表格。我们询问了有多少名护士正在使用入院评估表格为每例患者核对既往病史和健康体检表格，回复是2~3名护士。现在，2~3名护士可以被释放出来，去从事其他任务。当然，尽管附属医院的护士短缺，护士长还是想留住这些护士。在现场巡视过程中，我们收集到了以下数据。

- 挂号时间：5分钟，2名挂号人员。一名挂号人员上午5：30上班，另外一名挂号人员上午7：00上班。

- 护士工作时间：上午6：00至下午18：00。

- 每日56例患者。

- 工作可用时间＝11.5小时或者690分钟。

- 患者在术前准备平均用时30分钟，患者在监护室平均用时30分钟。

- 手术时间安排在30分钟之内完成。

- 在上午晚些时候和下午，平均手术延误时间是1~2小时，但是最长延误时间可达到3~4小时。

- 患者会被告知他们的手术预约时间延误了。

这个系统是什么样的呢？

- 节拍时间＝690分钟除以56例患者＝12.32分钟/例患者

●60 分钟/小时除以 12.32 分钟/例患者 = 4.87 个患者/小时

这意味着我们需要设计一个流程，应对平均每隔 12.32 分钟进来一例手术患者做手术和平均每隔 12.32 分钟一例患者手术后离开。问题是，胃肠门诊部没有这样安排手术时间，每天的手术需求是变化的，所以我们必须审视如何应对每小时的手术高峰需求。我们被告知他们的手术高峰需求是每小时 12 例患者。如此，是十分合理的，因为胃肠门诊部安排 30 分钟的手术时间，有 6 间术前准备室，他们期待最大限度地利用现有的手术能力。因此，高峰需求的节拍时间（TT）是 60 分钟÷12 例＝5 分钟/例患者。这意味着我们需要设计一个系统，平均每隔 5 分钟进来一例手术患者做手术和平均每隔 5 分钟一例患者手术后离开，而不是每一次间隔 12.32 分钟。

然后我们利用精益计算方法来确认术前准备室的数量

和人员配置的合理性。

术前准备室数量的计算公式如下：术前准备室数量＝术前准备时间/节拍时间（LOS/TT）。术前准备平均用时为30分钟，因此：

$$30 \text{ 分钟} \div 5 \text{ 分钟（TT）} = 6 \text{ 间术前准备室}$$

胃肠门诊部需要6间术前准备室，用以对应高峰需求的手术能力，这正是他们现在所拥有的术前准备室的数量。我们询问了术前准备的总工时（TLT），为每例患者术前准备时间总工时是12分钟到15分钟之间。根据我们的计算公式，总工时除以节拍时间，我们得到了术前准备人员配置，应对每日平均需求，人员配置为1名护士，而应对高峰需求，人员配置为3名护士。

然后我们审视所需的监护室数量，患者在监护室的时间（LOS）是 30 分钟：

$$30 分钟 \div 5 分钟 = 6 间监护室$$

胃肠门诊部现在拥有 8 间监护室，因为，他们刚刚增加了 2 间监护室，尽管最后一位顾问已经建议：他们不需要增加监护室。监护室平均用时 30 分钟（TLT）除以平均节拍时间 12 分钟，等于 3 名护士，即应对每日平均需求，人员配置为 3 名护士；监护室平均用时 30 分钟（TLT）除以高峰需求的节拍时间 5 分钟，等于 6 名护士，即应对高峰需求，人员配置为 6 名护士。

接下来，我们讨论一下手术时间，我们被告知他们每 30 分钟时间间隔安排一台手术，但是有些患者可能会用时稍长一些。再次，我们计算所需的手术室数量：

$$30 分钟 \div 5 分钟 = 6 间手术室$$

总结一下，胃肠门诊部有 6 间术前准备室、6 间手术室、8 间监护室，为什么会发生手术延误呢？鉴于数据不会说谎，肯定有一些浪费时间没有被包含进来。

精益能力分析（像剥开洋葱表皮一样，找到根本原因）

挂号

挂号存在批量处理的问题。挂号周期时间为5分钟，满足节拍（Takt）时间。这意味着挂号处1个小时最多可以为12例患者挂号；然而，这些患者同时出现在胃肠门诊部挂号处。想想其中的逻辑。我们一次请来12例患者。其中只有6例患者可以进入术前准备室，所以另外6例患者至少要等到上午7点，即当第一批患者进入手术室之后，他们才能进入术前准备室。挂号处的第二名挂号人员要到上午7点才会出勤。在上午7点，第一波12例患者已经挂号完毕，所以两名挂号人员处于工作空闲状态。然而，挂号处是集中式管理，挂号人员不向胃肠门诊部管理层报告。

因此，胃肠门诊部的医护员工并不知道患者在急诊的大部分时间段内，都是白白空坐、在此等待的状态。胃肠门诊部的护士经理没有意识到患者被要求提前到达门诊部的程度，以及他们白白空坐、在此等待的时间有多么漫长。最后一个想法：因为胃肠门诊部的工作时间是从上午 5：30 到下午 6：00，一个 12.5 小时的班次出勤时间，胃肠门诊部需要额外的医护员工，或者需要柔性分担这些出勤时间大于 12 小时的医护员工。

术前

术前准备的总工时是 12～15 分钟。这意味着大约一半的 30 分钟术前准备时间（15 分钟）是不需要的，这是因为手术时间 30 分钟，在上一台手术完成之前，患者只能停留在术前准备室，真正用在术前准备时间只有 12～15 分钟。因此，患者在术前准备室平均的"等待"时间至少是 15 分钟。这意味着术前准备没有控制流程的速度，但是流程控制了术前准备的速度。

咨询室

我们发现患者等待的时间长度差异巨大，这取决于在咨询区域的医生；然而，咨询区域具有充足空间，这并不能阻止监护室将患者送到这里，进行监护。

监护室

我们询问监护室时间 30 分钟是否包含将患者送到诊室以及为下一例患者做监护准备的时间，我们被告知，"不包含，这些需要额外 5 分钟左右。"这意味着监护室时间实际上是 35 分钟。请注意：实际上，胃肠门诊部仍然经历监护室延误的困扰，换言之，监护室时间超过了 35 分钟。

手术时间的考虑因素

在评审手术时间时，我们询问了手术室是否发生手术换台，是否被包含在手术时间内。他们的回答是未被包含在手术时间之内，平均每次手术换台时间是 10~15 分钟。

再一次说，我们最初获得的数据是错误的。他们测量了预定的 30 分钟的手术时间，从医生开始内窥镜手术到手术完成，这段手术时间数据是正确的；然而，每小时的实际手术能力数量是由手术换台的时间决定的，手术换台时间的定义是指从医生完成一例患者手术到启动另一例患者手术的期间时间。手术能力依据患者在手术室的时间到患者离开手术室的时间，加上手术换台时间，或者从患者进入手术室到另一位患者进入手术室的期间时间。我们发现了几段缺失统计的时间段，即未统计患者进入手术室到手术开始的期间时间 3 分钟，未统计患者手术的结束到患者离开手术室的期间时间 2 分钟，未统计平均手术换台时间 12 分钟。因此，真实的手术时间是 30 分钟+3 分钟+2 分钟+12 分钟＝47 分钟！

基于上述数据，我们可以得出几个推论。这意味着术前准备的时间不一定是 30 分钟，可能长达 47 分钟。

47 分钟÷5 分钟（高峰需求 TT）＝ 9.4 间术前准备室，他们只有 6 间术前准备室

所以术前准备室在上午而非下午，将患者转移到术后监护室，进行术前准备。因此，这是术前准备室不顺畅的原因，同时，也是他们认为需要更多术前准备室的原因。

如果平均手术时间是 47 分钟，我们有 6 间手术室，1 小时能够做多少例手术呢？通过一些简单的代数公式，我们可以确定：

由手术时间÷节拍时间 ＝ 手术室数量可推知：

手术室数量×节拍时间 X ＝ 手术时间 或者

6 X ＝ 47 分钟，那么 X ＝ 47÷6

节拍时间 X ＝ 8 分钟

节拍时间 ＝可用时间（AT）÷客户需求（CD）

或者节拍时间×客户需求 X ＝ 可用时间

8 分钟×客户需求 X ＝ 60 分钟

客户需求 X ＝ 60÷8 ＝ 7.5 例患者/小时

这意味着我们每小时只能做（最大能力）7.5 例患者的手术。但是，我们在一天的开始时间安排了多少例患者做手术呢？答案是每小时 12 例。这就是我们的"啊哈"，也是患者手术延误的原因。胃肠门诊部甚至安装了数字化显示板，实时显示哪一位医生当前发生了手术延误，并且实时显示医生当前手术的延误时间（图 1.2）。

然后计算得出，平均每小时 12 例患者到达胃肠门诊部就诊，其中，少于 7.5 例患者能够接受手术治疗，4.5 例患者等待手术治疗。患者们需要等待多长时间呢？我们用 47 分钟的手术时间减去 30 分钟的手术预订时间，得到每例患者的 17 分钟等待时间，然而，实际上有些患者的等待时间

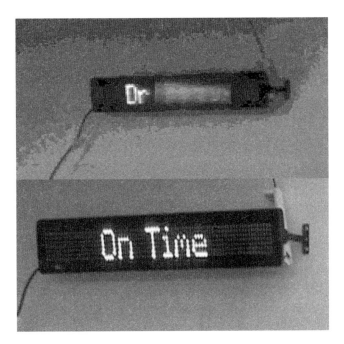

图 1.2　胃肠门诊部数字化显示板——显示哪一位医生当前发生
手术延误及其延误时间

要短一些，有些患者的等待时间要长一些。如果我们用每
例患者的 17 分钟等待时间乘以 4.5 例患者，得到 4.5 例患
者的总计等待时间是 76.5 分钟，等于 1.6 例患者的手术时
间。4.5 例患者总计等待时间 76.5 分钟乘以他们做手术的

每次循环或者每个小时，换言之，每次循环或者每个小时的过程中，4.5 例患者的总计等待时间是 76.5 分钟。由于手术时间 47 分钟是瓶颈流程，每例患者的等待时间是 17 分钟，那么手术时间 47 分钟除以等待时间 17 分钟等于 2.8 例手术患者。

因此，在每小时利用 6 间手术室的情况下或者每小时做 7.5 台手术的情况下，对于每 2.8 例患者的手术，我们导致 1 例患者的手术延误（图 1.3）。

多年来，在这项分析之前，医生们断然拒绝改变 30 分

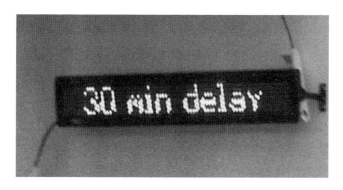

图 1.3　胃肠门诊部数字化显示板——显示手术延误

钟的手术预订时间，因为他们担心此举会延长他们的工作时间，患者会迟到，他们的收入会降低。将手术预订时间调整为 47 分钟有意义吗？是的，有意义。事实上，通过将手术预订时间调整为实际的 47 分钟（加上未经预约的手术），我们能够实现均衡安排手术时间。我们需要更少的医护员工人数、更少的候诊室数量、更少的加班小时，而且每日仍然能够给相同数量的患者做手术。

实际上，医生从上午 7：30 至下午 5：00 安排他们的工作时间，最后一例手术安排在下午 4：00。手术区域必须从上午 5：30 到下午 6：00 进行人员配置，但是手术医护员工经常会加班，超时工作到下午 7：00。如果他们每天平均做 56 台手术或者每间手术室承担 9.3 台手术（56 台手术÷6 间手术室），有多少台手术应该安排在医生的手术窗口——上午 7：00 到下午 4：00 点呢？

手术窗口时间为 9 小时。如果我们计划每小时为 7.5 例患者做手术×9 小时，相当于每日做 67.5 台手术。因此，医生不会工作更长时间，伴随着每天在相同时间内能够做更多台手术，医生的满意度会随之增高。

我们遇到的下一个问题是系统软件只安排了30分钟的手术时间！

所以，这个问题的真正答案并不是需要更多的术前准备室；事实上，如果我们每小时做7.5台手术，我们究竟需要多少间术前准备室和多少间监护室呢？

节拍时间（TT）= 60分钟/小时÷7.5台手术/小时 = 8分钟

手术时间47分钟÷节拍时间8分钟 = 6间手术室

术前准备室的数量：15分钟术前准备时间÷节拍时间8分钟

=2间术前准备室

请注意，当手术室发出需求的拉动信号之后，我们才将患者带入术前准备室。在这种情况下，每间手术室都有一间指定的术前准备室。

理论上讲，术前准备室不应该不顺畅。在我们实施分析的时候，很容易确定术前准备室不顺畅的唯一可能性是，如果已经在术前准备室的患者被重新安排手术时间，或者如果在一间手术室里，连续做了几台时间非常短的手术。

监护室的数量：监护室时间 35 分钟÷节拍时间 8 分钟

= 5 间监护室

那么，我们还需要再建造两间监护室吗？答案是否定的！

人员配置

我们的计算公式是，员工人数＝总工时（TLT）÷节拍时间（TT）

总工时等于为 1 例患者所花的工时和任何记录文件的工时。术前准备总工时为 10～15 分钟。

- 总工时 15 分钟÷节拍时间 8 分钟 ＝ 2 位护士

事实上，在真正的精益拉动系统中，我们应该在术前 15 分钟，才将患者带到术前准备室。如果我们计算正确，人员配置适当，每小时最多为 7.5 例患者做手术，每半小时最多为 3.75 例患者做手术，每 15 分钟最多为 1.6 例患者做手术，手术最多需要 2 间术前准备室。最糟糕的情况是，如果我们继续批量手术，我们需要 3~4 间术前准备室（手术时间：47 分钟除以 12~15 分钟的术前准备时间）。因此，护士与患者最大比例是 1 位护士护理 3 例患者。

我们得出的论点是手术总工时 47 分钟，因为我们必须在手术过程中始终关注患者手术。这是一个符合逻辑的论点吗？不是，如果患者不在术前准备室，您就不必关注他们。护士长的工作是监督手术全过程，包括胃肠门诊部大厅。这意味着，在术前准备室发出需求拉动信号之前，患者们将在大厅等待。

对于监护室，我们发现 1 例患者的触摸工时（TLT）实际上是 10~13 分钟

13 分钟÷节拍时间 8 分钟 ＝ 1.6 护士

挂号人员配置＝总工时 5 分钟÷节拍时间 8 分钟

＝少于 1 人（部分人工）

同样，这意味着 1 位护士护理 2~3 例患者。由于术前区和监护室区彼此邻接，我们只需要 4 名护士，外加一名护士长。

胃肠门诊部现在拥有 7 名护士，一名护士长负责手术前准备室，一名护士负责监护室，另外两名护士负责住院。通过 15 分钟的精益演练和 30 分钟的数字运算，我们学到了什么呢？

总结

在不到一个小时的时间内，我们贯穿运用了 BASICS 模型工具。我们完成了产品加工流、全面作业分析、能力分析和人员配置分析，找到了根本原因，并且建议改善手术时间安排系统。这是一个非常强大的管理系统！

根本原因

胃肠门诊部的手术延误是由于手术时间安排不合理造成的。胃肠门诊部每个区域均具有充足的空间和医护员工应对胃肠门诊部的接诊。他们不需要花费 5 万美元，用以增加另外两间监护室。他们不需要另外两间已经批复的 5 万美元的术前准备室。手术室与术前准备室之间 15 分钟的拉动系统，只是需要两间术前准备室和两名护士！那么，我们在术前准备室果真需要护士长吗？

如果他们消除了入院评估流程，胃肠门诊部可以释放2~3名护士。如果我们均衡安排手术时间，手术延误就会减少，我们能够使用更少的医护员工人数、增加手术台数，提高效率，并且减少数字化显示板等待状态的发生次数。我们还将减少因手术延误而造成的医护员工加班。现在，我们已经消除了监护室延误，并且腾出了一间额外的监护室。

人员配置

如果我们均衡安排手术时间，我们只需要2~3名术前准备室护士和2~3名监护室护士。这就是我们看到护士们有这么多空闲时间的原因。我们当前有9名护士加上一名护士长；因此，释放3名护士员工到其他医疗区域——这正是财务部门所期待的改善成果——不会成为问题。整个胃肠门诊部只需要1名护士长，而不是2名和1名挂号人员。最糟糕的情况是，如果我们保持每小时 12 例患者，在前半个小时我们只需要两名挂号人员，就释放了一名挂号人员的劳动力。这样，也弥补了医院挂号人员的缺失。

其他考虑

如果我们将手术换台时间减少 5 分钟，结果会怎样呢？如果 50% 的监护室患者在 25 分钟或者 45 分钟内身体恢复而不是 35 分钟，会发生什么呢？当我们有了数据，我们就能将这些改善成果和各种情况都算出来。

对比

改善前

护士人数：11 人（包含护士长 2 人）

加班：25%

患者平均等待时间：1~4 小时

房间数量：

● 术前准备室：6 间准备室（主动提交施工请求——增加两间准备室）

● 监护室：8 间监护室

● 挂号处：2 间

● 入院评估诊室：3 间

患者满意度：差

改善后

护士人数：7（包含 1 名护士长）——节省了 4 名护士（注意：被重新安排到医院的其他岗位）

加班时间：0%，减少了 25%

患者平均等待时间：0~15 分钟

房间数量：

- 术前准备室：6 间准备室（取消了增加两间准备室的施工请求，节省施工成本 50000 美元

- 监护室：8 间监护室（无法摆脱额外的 2 间监护室）

- 挂号处：2 个（可以减为 1 个挂号处）

- 入院评估诊室：3 间（全部取消）

患者满意度：提高至 100%

对于我们建议所有可能的改善，请思考其中对未来布局的改善。如果胃肠门诊部期待扩大业务，我们现在可以考虑增加一间手术室。在两小时的参观和讨论临近结束时，我们提出了如下挑战性问题：

- 我们如何扩大业务呢？

- 我们如何保证物料供给的及时性和降低物料库存呢？

- 我们能够减少手术时间吗？

- 我们能够减少手术换台时间吗？

- 我们能够柔性安排多技能人员吗？

- 我们能够改善布局吗？

- 我们能够在术前准备和监护室的作业中，减少总工时吗？

- 每间手术室需要 2 名护士吗？

- 挂号人员在工作空闲时，做什么呢？因为挂号人员不向胃肠门诊部管理层报告，所以挂号人员的时间由入院患者的人数和频率所决定。我们不能安排挂号人员的工作空闲时间。挂号人员不应该向临床管理部门的管理层报告吗？挂号人员作为价值流矩阵的一员，不应该向挂号处主任间接报告吗？

最终结果

当胃肠门诊部管理层和医生管理层看到这个分析报告后，他们发现了问题，并且同意整改为均衡安排手术时间的模式。

第二章

基础医疗诊所

概述

门诊医疗护理是美国医疗护理系统中应用最为广泛的组成部分。医生办公室交付的门诊医疗护理约占 2006 年所有门诊医疗护理的 4/5。在 1996 年至 2006 年期间，医疗专科办公室的访问率上升了 29%；在 2006 年，大约 18.3% 门诊护理的访问患者为非疾病或者非躯体损伤的情况，例如实施例行的体格检查以及孕期检查。由于门诊护理机构在医疗护理交付系统中扮演着重要的角色，理解精益理念和工具是如何用以交付高质量、低成本的医疗护理，这十分重要。

基础医疗诊所是最重要的医疗领域的资产之一，通常是进入医疗护理系统的第一个切入点。在大多数情况下，除非患者通过开放的医疗通道，一般而言，基础医疗医生是患者进入下一级专科护理的把关者。医生从业安排变得越来越复杂化。有些是个体医生，有些就职于提供基础医疗和次级专科医疗的大型诊所。这些诊所可能由医生拥有所有权和进行管理，由医疗实体和医生之间的合资企业拥有所有权或者由医院系统完全拥有所有权。医生们的雇佣关系也不尽相同，因为他们可以是医生所有权从业诊所、诊所、医疗实体，或者医院的完全所有者、"合伙人"所有者、"雇员"。

患者访问诊所

从客户价值的角度来看，访问基础医疗诊所的过程是一个挑战。尽管许多医疗机构已经开始延长营业时间，但大多数公司还是提供上午 8：00 到下午 5：00 的典型"营业时间"范围。这段医疗机构营业时间范围，对于去办公室工作的患者，或者可能不得不陪孩子、年迈的父母去医疗诊所就诊的家庭成员来说，常常是不方便的。如果您正在寻找年度体检的"常规"预约，您可能发现，您不得不等待几天或者几周才能得到一个可以接受体检的日期和时间来满足您的体检日程。此外，基础医疗诊所通常在延长午休期间内暂停营业，并且将办公室电话转到接听服务。午休通常是患者最方便打电话的时间期间，因为这也是患者的午休时间。

典型的就诊预约方式是以患者致电到基础医疗诊所开始的，在电话预约过程中，患者通常会收到一系列电话选项。预约的请求人选择就诊预约时间的选项；如果幸运，您可能会遇到一位预约调度员（通常在"等着通电话"之后）。在通话高峰时段，您可能会发现自动问候语音会提示您电话的大概等待时间，或者提供语音留言的选项，以便工作人员根据您的"电话留言"，给您回电话。最后，您可以找到为您提供预约时间选项的预约调度员，您的就诊预约时间已经安排好了。

在基础医疗诊所部署的一个关键测量指标是被称为"第三个可用预约"的术语。这是患者访问诊所的一个测量指标。这个访问测量指标是测量患者是否有能力在他们选择的时间内寻求和接受他们选择的医护员工的医疗，而不管他们访问诊所的目的是什么。计算第三个可用预约的时间长度，是医疗领域获得医疗服务的标准测量方法，并且显示患者等待就诊的时间。

这项测量是评估每个诊所/诊所科室的第三个可预约就诊的平均天数。这种测量方法没有区分"首次就诊"患者和"经常就诊"患者。

当致电基础医疗诊所实施就诊预约时，测量标准考虑可用的预约时段，并且选择第三个可用的预约作为测量基准。对许多基础医疗诊所而言，这意味着患者需要等待14~30天。我们复查预约时间安排的常规做法时，等待时间不尽相同，因为基础医疗诊所在诊所地理位置和医生人数方面，可能存在巨大的差异。大多数情况下，这些医生都有自己安排可用预约时段的方法。有些医生可能会选择15分钟的预约时段进行常规检查，选择30分钟的预约时段用于满足更多患者的就诊需求。其他医生选择提供20分钟和40分钟的基础医疗预约时段。一些医生允许连续安排几个40分钟的预约，另一些医生则规定，永远不会连续安排两个或者三个时间较长的预约。一些医生偏好所有上午的延长预约，另外一些医生则偏好所有下午的延长预约。因此，医生之间没有标准的预约时间安排方式。客户服务代表（CSRs）还应该记住每位医生预约时间的安排模式。负责预约时间安排和管理患者/医生预约时段的诊所员工，通常是医疗知识有限的客户服务人员，他们负责评估患者对短时段预约或者长时段预约的需求。为了将潜在的患者安排在合适的预约时段内，客户服务人员会被提供一个标准化的预约沟通文稿。使用预约沟通文稿的诊所，通常运用标准化方式，十分出色地与患者沟通预约时段安排，因为客户服务人员遵守标准化文稿；然而，针对客服人员缺乏标准化的预约沟通的诊所，患者的预约过程仿佛开始了一场艰难之战，因为基础医疗诊所的这些情况导致了预约时段安排发生错误，并导致患者去诊所看医生的时间延误。

标准化预约时段

我们用于解决这个问题的精益原则之一是实施所有医生的标准预约模板或者标准预约时间。通过实际现场分析和研究，我们发现短时就诊的"实际"预约时段变化极小，15 分钟或者 20 分钟的预约时段可以标准化为"标准"或者统一为 15 分钟预约时段。我们的分析显示，长时就诊预约的结果类似，"实际"预约时段变化极小，因此可以标准化到 30 分钟预约时段。

患者紧急访问

基础医疗诊所的预约时间安排的最大的挑战之一是患者紧急访问。如何处理患者紧急访问，对基础医疗的流程流动是十分重要的。一些医生办公室会留出时段空位，另一些医生办公室会超额预定，还有一些医生办公室会自动将患者送到急诊部（ED）。一些医生办公室甚至每天都是完全开放的时间安排。重要的是，我们需要一些开放的、可用的诊所，并使用一致的医疗护理方式来应对患者的紧急访问。患者紧急访问的数量，正如急诊室的访问数量，是可以被预估的。

到达医生诊所

与医生的预约时间安排确定后，患者如约来到诊所就诊，在前台接待处登记或者"签到"。签到需要用时几分钟。然后患者被要求坐下，当医生准备好后，诊所员工将患者呼唤回来。此外，患者会被要求更新人口统计信息和保险信息，如果是新患者，他们可能会被要求填写一份健康史表格（该表格可能在患者签到时要求其立即填写，或者在患者等待就诊时要求其填写）。现在患者的等待开始了！这种在患者护理过程中的延误是在基础医疗诊所能观察到的最多的患者抱怨之一。患者在预约时间30分钟、40分钟甚至60分钟之后才被叫到医生诊室接受治疗，这种现象，并不罕见。

一些基础医疗诊所管理者采取了"直接将患者送到诊

室"的做法。这种改变，虽然有很好的意图，但几乎总是产生事与愿违的后果，因为看医生的延误从根本上没有发生改变。直接将患者送到诊室的做法，只是将患者"等待"从前台接待处或者候诊区转移到医生诊室。此举导致的结果是，通常会使患者感觉更加沮丧，因为当医疗助理（MA）检查了患者的生命体征和问询了患者的就诊原因后，患者只能在一扇关闭的房门后等待，没有医护员工的下一步治疗的联络或者更新患者的就诊状态。患者们感觉寒冷（通常穿着患者长袍），被迫坐在一张感觉不舒服的检查台上，没有可阅读的资料，只有空空的等待！

那么患者基础医疗的延误原因是什么呢？通过与一支精益实施团队的合作，我们观察到一些连续的非价值活动延误了医生的医疗工作。很多时候，医生实际上上班迟到了。他们可能被困在医院的工作中，或者只是没有正确地安排他们的医疗出诊活动。通常，医生们持有一种"不以患者为中心"的态度，他们认为患者等待医生是很正常的事情。医生通常不把患者看作是有选择的客户。具有讽刺意味的是，医生走进诊室的时间越晚，患者就越加怨恨短时的就诊，而医生在诊室医疗的时间越长，预约进度就会越加落后。

医生被观察到有动作上的浪费，有时不得不离开诊室，为了：

- 获得供应品和医疗器械
- 获得与化验、处方相关的表格
- 检索结果
- 接听电话

通常，应该附在患者病历档案中，而且准备与患者一起复查的化验结果，并没有放置在患者的医疗文件之中。这使得患者和医生感觉非常沮丧，在许多情况下，这就是患者预约的原因，这不仅延误了"一天"，而且如果没有找到化验结果，很可能延误护理或者要求患者重新预约后，再次返回诊所就诊。建立一个标准的化验室和 X 射线检查追踪结果的流程，对于患者满意度、精益流动和医疗法律保护，十分重要。

关于每间诊室里应该防止什么、供应品、设备和表格的数量和位置，都缺乏标准化。医生会从一间诊室步行到另一间诊室，但诊室内的物料和物料贮存的位置并不一致。此外，如果诊所确实已经启动"标准"，这些标准往往未被及时维护，三定标签（可视化标识）在现场也看不到了。鉴于流程存在变异，这种工作环境导致了大量的时间浪费，令人十分沮丧。

精益的基础之一是 5S 理念。5S 代表整理、整顿、清扫、清洁和素养。当应用 5S 原则的时候，其成果会是显著和非凡的，而且对员工每天从事的工作产生了深远的积极影响。5S 通常消除了临床工作中常见的寻找和分类的动作浪费。5S 的座右铭是"物有其位，物在其位"。实施 5S

后，员工满意度显著提高，随之而来的成果是，患者满意度水平也因为流程改善而显著提高。5S 是最容易实施、最无可厚非的改善活动之一。

人员配置

我们发现，基础医疗诊所采用的人员配置模式会导致患者的就诊延误。在许多基础医疗诊所中，医生被分配一位专职的医疗助理和医疗团队。在以往，这样的人员配置让工作非常高效，因为每个医生都有他/她自己处理工作的方式方法，并且有一个专职的助理了解或者预见医生的需求，以确保患者就诊流动顺畅。其结果是，一些员工工作稳定或者处于"超负荷"的工作状态，而其他员工可能拥有工作节奏缓慢的一天。此外，如果一名"关键岗位"员工休假或者生病，替代员工没有照搬和遵守的标准作业。在一个特定的基础医疗诊所，我们观察了四位不同医生在舱式布局内的工作，每个舱式布局内都分配一位指派的医疗助理，他们的工作顺序不尽相同。当某位医疗助理有一些工作空闲时间，去帮助另一位医疗助理的时候，由于缺乏工作标准化，他们无从下手。

在精益医疗实践中，我推荐了基于团队的实施模型，其原理是，不管哪位医生或者医疗助理对患者实施医疗护理服务，他们都知道和能够运用标准作业，通过运用视觉管理，能够从同事的工作暂停之处快速入手。团队的实施模型的最大挑战之一是确定正确的员工人数，用以确保顺畅的患者医疗流动。在对员工的观察和采访过程中，我们了解到在每次预约过程中，都需要完成一系列的核心任务。通过确定这些核心任务的时间和预约的患者人数，我们能够快速确定所需的医护员工人数。在完成人员配置前，您必须理解患者的真实需求——患者在一天中到达诊所的时间规律，是否存在患者到达人数的高峰时段和低谷时段，患者到达人数在一整天是否都是平稳的。在制造业环境下，我们可以快速确定员工人数、节拍时间、周期时间，因为我们每日或者每周计算客户需求，并运用计算公式：所需的员工人数等于总工时除以周期时间；然而，在诊所环境下，一整天的需求波动很大。部分原因是患者取消预约；此外，还有一些患者有需求的预约时间，例如上午 8 点或者午餐时间之后的时间。我们为了正确地确定人员配置，必须按小时分析患者的需求。

　　例如，上午 8 点到上午 9 点的时段，患者的需求是 16 个预约，而完成这些预约的可用时间是 60 分钟。运用公式：节拍时间 = 可用时间/患者需求，我们得到：

节拍时间＝60 分钟÷16 例患者预约 = 3.8 分钟/例患者

　　这意味着，为了在 1 个小时的时间内看完 16 例患者，医生必须每 3.8 分钟完成 1 例患者的预约。根据这些数据，我们还可以确定需要多少间诊室来满足患者在此时段的就诊需求。运用公式：诊室数量等于基础医疗时间除以节拍时间。观察本案例中诊所，我们确定每例患者的平均护理时间为 53 分钟：

诊室数量=护理时间 53 分钟÷节拍时间 3.8 分钟

/例患者= 13.95 间诊室

由于我们不能使用部分诊室，我们将 13.95 四舍五入到 14 间诊室。这意味着，为了在当前护理时间 53 分钟内，完成每小时 16 例患者的护理，在此间 1 个小时的时段，我们需要 14 间诊室进行护理。根据这些数据，通过简单地运用我们的公式，我们还可以快速确定每天的高峰需求，以便确定最糟糕的场景下，所需要的诊室数量。现在我们已经确定了我们需要多少间诊室，我们需要确定需要多少位员工用以满足这个需求。

计算人员配置

在此之前，我们需要知道医护员工在每次患者就诊时所实施的"典型"核心任务。当然，核心任务会因每例患者的不同而有很大不同，我们已经看到基础医疗诊所在尝试确定所需的工作量时，由于患者的需求波动而迷失了方向。通过观察，我们注意到大约80%的患者需求是常规的，而剩下的20%的患者实际上是需求波动的来源。如果我们查看典型的医疗助理的职责，我们会发现他们实施的核心任务包括预约准备、患者入院评估、注射管理、文档管理、检索和订购医疗护理用品，以及其他医疗护理任务。医疗助理执行许多任务，我们可以用几章进行讨论这些关键人力资源，为我们的患者实施的所有增值的医疗工作。为了简化我们的案例，我们将集中在上面的核心任务，用以诠释如何计算人员配置的需求。当我们确定了实施这些核心任务所需的时间，我们就可以计算得到人员配置。

例如，我们确定医疗助手对每例患者实施核心任务用时16分钟。利用医疗助理的总工时16分钟，并将这个数据与我们上午8点到上午9点的时段的节拍时间3.8分钟相结合，我们很快确定这个时段需要 4.21 名医疗助手或四舍五入到 5 名医疗助手：

$$总工时 16 分钟 \div 节拍时间 3.8 分钟/例患者$$
$$= 4.21 名或者 5 名医疗助手$$

在获得这些数据之后，我们遵循与患者就诊相关的每项任务时间之内的相同步骤，计算诊所其余人员的配置需求。另一个需要考虑的问题是，某些任务可能需要特定的从业许可或者技能组合。例如挂号护士、放射技师和化验室技师。这些岗位必须考虑技能组合。

接下来，我们查看患者的病历档案流程。在我们的案例中，基础医疗诊所仍然使用纸质病历档案。病历档案流程的一项交付内容是确保患者病历记录被提取出来，以便医护员工准备患者下一次预约。在病历档案流程中有许多不同的任务，以确保患者的病历档案在预期的时间到达诊

所。典型的病历档案流动是在患者已经预定的预约前 2~3
天，完成打印患者病历档案的"选择列表"。这个选择列表
将提供给"病历采摘者"，该"病历采摘者"收集列表上
大约批量为 20 例的病历记录。这涉及如何在贮存货架的上
下，按照数字顺序查找病历。提取批量 20 例的每个病历记
录的过程可能需要几个小时，具体用时取决于可用的员工
人数以及每天看到的患者人数。这些病历档案被手工搬到
指定的桌子上进行"整理"。整理过程通常在下午晚些时候
开始实施，诊所一天工作结束时，所有的病历档案都放在
整理者的桌子上。第二天，整理者开始清理患者病历档案
中不必要的信息，并且插入与患者即将就诊相关的新表格。
这个整理患者病历档案的流程差异很大。造成这种流程差
异的原因之一是缺乏标准化的病历记录方法。通常，患者
注意事项被随意地写在病历档案中，或者放在病历档案的
错误位置上面。整理者的任务是确保病历档案组织有序，
病历档案的各个项目单据用平头钉钉住或者在病历档案的

正确位置打上两个孔装订整齐。整理每例患者的病历档案需要用时几分钟；为了将病历档案安排得井井有条，我们目睹了一名整理者多次来来回回地检查病历档案。在我们的案例中，这个整理和准备病历档案的流程用时一整天。上午8点整理完毕的病历档案搁置在桌子上，等待着整理其他的病历档案。整理一天下来，所有的病历档案均已备齐，可以送到诊所了。病历档案人员通常在临床医生开始出诊前提交病历档案。如此，当临床医生到达诊室的那一刻，已经有批量的工作等待着他们了。临床领域的工作的关键之一，是保持稳定的工作节奏。患者有时未出席他们的预约或者取消预约，当全天内空闲的时候，病历档案人员将为第二天的患者预约准备病历档案。因此，我们在基础医疗诊所观察到的标准是，医护员工期待安排一整天的患者预约，并且能够提前一天开始准备工作。此外，医护员工需要时间来跟进所需的检查结果报告，例如化验室结果报告和X射线检查结果报告。如前所述，至关重要的是要将这些检查结果的数据记录到患者病历档案中，而且如果重新安排了预约时间，患者又没有来到诊所，此时需要防错流程来处理异常的检查结果。

在上面的案例中，我们可以运用与计算医疗助手（MA）人数相同的公式，快速确定在病历档案流程中，实施不同任务所需的员工人数。在病历档案中所观察到的一个典型现象是，医护员工工作负荷的不平衡现象较为严重。整理者的工作负荷通常要大得多，也十分单调。我们尝试通过实施交叉培训员工和小批量的病历档案，用以解决医护员工之间工作负荷的不平衡。

两个解决方案能够改善人员配置，即 5S 和标准作业。标准作业有三个基本构成要素：（1）作业顺序，（2）周期时间，（3）标准在制品（WIP）。关于作业顺序，我们记录了患者就诊期间发生的作业任务顺序。通过直接观察，我们发现在实施整理病历档案或者准备诊室等作业任务时，医护员工之间存在着巨大差异。这种差异导致患者等待医疗助理，或者临床医生寻找到实施该任务的文件或者工具。例如，我们测量了临床医生在出诊期间的中断类型，结果令人信服。医生延误的两大原因是缺少相关文件或者未做好事前准备，以及缺少需要的工具或者书面工作来完成出诊工作。延误让医护员工和患者都感觉十分沮丧，并且增加了患者的护理时间。对此，我们可以改善诊室布局，实施标准化诊室布局，即在相同的位置上，布置相同的医疗仪器，无论患者在哪间诊室就诊，诊室的布局都是相同的。标准化文件的放置位置和标准化数据输入的位置，已被证明能够显著地缩短与患者就诊相关的非增值时间。基础医疗诊所的另一个可以实施标准化的元素，是患者入院评估的作业顺序。当患者到达诊室时，医疗助理会做例行检查并提出一系列问题，例如检查身高和体重、血压和脉搏，然后询问患者就诊的原因。通过观察，我们了解到每位医疗助理都有自己实施例行检查任务的作业顺序。通过标准化例行检查作业，我们能够消除例行检查任务相关的许多错误和变异。在我们的实施过程中，我们注意到实施标准化患者入院评估作业后，显著减少了返工次数和显著缩短了非增值时间。

标准作业的第二个基本构成要素是关于周期时间。周期时间是实施一项作业任务的标准时间。我们使用 10 次作业周期分析表格——Excel 电子表格，记录了实施一项特指的作业任务的用时。为了得到医疗助理检查一例患者的身高和体重的周期时间，我们可以测量和记录医疗助理完成 10 例不同患者的这些作业任务的用时。基于 10 次的测量数据，我们能够快速确定观察到最快的（最短的）可重复的周期时间，并使用这个数字作为标准作业的周期时间。

其他的考虑

案例研究——碰头会和测量指标白板

在我们实施精益的一个基础医疗诊所，我们发现，内部沟通不畅和团队合作差是导致士气低落，以及在诊所的关键测量指标上表现糟糕的原因。通常，员工们没有花时间讨论一整天内所发生的流程问题，如果他们确实需要提出自己在工作中遭遇的问题，他们会报告给直属上司，而直属上司一旦解决了该问题，就会成为当天的"救火英雄"。不幸的是，正如大多数问题解决方案，这个问题在几天后会重复发生，而且这种问题解决模式被重复了一遍又一遍。解决问题的能量能够帮助员工们度过一天，但观察了问题后，很明显，他们并没有找到问题的根本原因。在回顾了一些重复发生的问题，讨论了这些问题发生的原因之后，团队在大卫·曼所著的《创建精益文化》一书中找到了可行的解决方案。团队用了几天时间回顾全员参与问题解决的理念，并将其运用于医疗领域。结果是两块独立的管理白板被张贴在工作区域，每个人——包括患者——都能够看到两块管理白板。首先，诊所管理层心怀顾虑——主要担心在走廊和工作区域，员工们所公布的问题或者担忧，会如何被患者们评论，然而，在获得患者们的积极反馈后，实际上可视化问题解决的过程提高了患者满意度，因为患者们认为医护员工正在为他们积极地解决问题。一块绩效（测量指标）管理白板（图 2.1）实时发布绩效数据，或者每天至少发布一次团队在某一区域的绩效测量指标的表现。例如，他们追踪接听患者电话的时间和电话掉线的数量。发布绩效管理目标，每小时监控员工的绩效表现。通过简单地实时发布绩效管理指标的达成状况，鉴于员工们知道谁接听了电话，谁没有接听电话，电话掉线的数量大幅度下降。值得注意的是，电话掉线数量的改善不需要任何管理层的救火行为；员工们自己解决了其中存在的问题。

第二块管理白板被称为碰头会管理白板（图2.2）。碰头会管理白板分为五个专栏，包括"今天做得好的"、"改善提案"、"要实施的行动"、"正在实施的行动"和"维持"。碰头会管理白板安装在紧邻绩效（测量指标）管理白板的旁边，团队每天都会聚在一起，对碰头会管理白板进行评审。在讨论了团队应该什么时候聚在一起评审绩效测量指标和改善提案后，他们决定每天上午7：45实施团队晨会。主管首先主导讨论当天必要的人员调整，然后讨论昨天绩效测量指标的表现以及缩小绩效差距的改善提案。团队以今天进展顺利的工作作为首先讨论的关注焦点。团队晨会创造了一种积极的氛围，帮助每位员工认可其他同事的优秀工作业绩。然后团队的关注焦点，转向推动改善工作环境的绩效测量指标以及缩小绩效差距的改善提案。

然后，团队评审"改善提案"专栏，由医护员工自愿

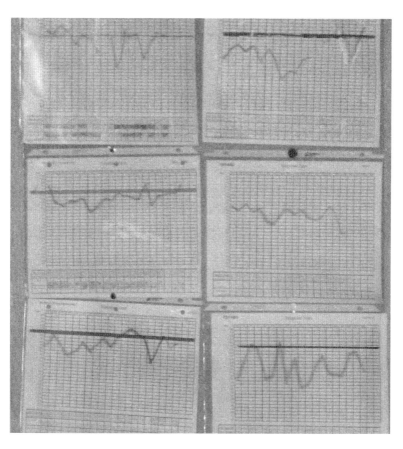

图 2.1 基础医疗诊所绩效（测量指标）管理白板

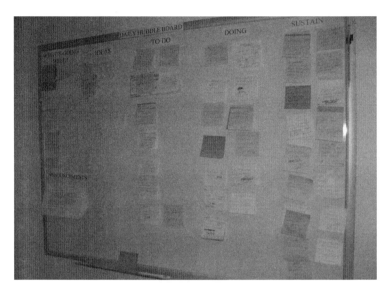

图2.2 基础医疗诊所碰头会管理白板

承担深入分析改善提案可行性的职责。"正在实施的行动"专栏是针对那些得到团队支持和授权,并且正在实施行动的改善提案。"维持"专栏指的是那些已经实施且正在被监控的改善提案,用以确保收获预期的收益,标准化新流程。

让团队成员每天聚在一起讨论他们的工作绩效和工作流程问题,并且通过授权员工、挖掘员工智慧,让他们确定工作流程问题的解决方案，这种团队会议的新流程模型对于维持基础医疗诊所的主人翁意识和职责意识，至关重要。

经验教训：

● 临床护理的领导者之间的意见并未达成共识。医生领导者与护士、档案人员分别有独立的报告关系。三者的管理绩效目标不一致，职责的归属也不清晰。请医生、护士、档案人员共识同一个管理绩效目标，并且对同一个管理绩效目标负责和贡献自己的力量，这是十分重要的管理手段。

● 绩效测量指标驱动行为，然而，大多数基础医疗诊所没有建立绩效测量指标。建立绩效测量指标且仅让员工看到这些指标，可以向团队和员工部署清晰的绩效目标和努力方向。认可积极的改善成果和团队头脑风暴以提出纠正措施，营造了持续改善的积极氛围。

●通过标准化预约模板和复查预约时段的分配方式，能够显著改善患者访问诊所的满意度。

●未实施标准化诊室布局，导致医疗护理的延误。根据计算得出的必要数量，为物料和供应品建立固定的贮存位置，消除了医护员工的寻找和延误。

●在工作区域和贮存区域，实施彻底的5S能够显著提高工作效率和员工士气。

●显著提高了员工利用率的机会。在以团队为基础的关怀以及实施标准化作业的共同作用下，能够使得医护员工从一个区域转移到另一个区域，不会遗漏任何一步的作业任务。员工需要想工作的参与感。

●患者就诊流动有高峰需求也有低谷需求，往往难以预测。理解需求模型并能够根据患者的需求，合理调动医护员工，对成功运营基础医疗诊所，是至关重要的。此外，基础医疗诊所必须建立一套应对紧急和急救患者需求的流程。

● 经理们需要对交叉培训的员工感觉更加满意，并且根据患者的需求和每天的时间来计算所需的正确员工人数。

● 病历档案记录人员对成功运营基础医疗诊所发挥着举足轻重的作用。确定正确的员工人数、确定周期时间和减少病历档案的批量大小，使得基础医疗诊所在顺畅的信息流的前提条件下，能够顺畅地运行。

● 患者电话询问、交付检查结果和补充药物是任何基础医疗诊所的重要工作流程，而且必须建立不影响当前患者就诊的流程。

● 在整个基础医疗诊所内，必须标准化病历档案的拿取和放置时间，使得整个诊所受益于减少病历档案的批量大小。

● 需要对员工部署标准作业，以确保完成与患者准备工作相关的作业任务，即获得检查结果报告，备齐病历档案可供患者就诊。此外，实施标准作业推动员工的交叉培训和提升在整个诊所内，员工柔性分担其他工作岗位的能力。

● 团队合作对成功运营诊所至关重要。领导需要为员工铺路和提供支持，并教练员工如何进行问题解决，而不是自己解决所有的问题。

● 培训员工问题解决的能力和认可员工在工作中的优秀表现，为成功运营诊所奠定了坚实的基础。

在一家基础医疗诊所，视频揭示了惊人的浪费程度。例如，只有10.4%的医疗助理的工作活动为流程增加了价值，而80.3%的工作活动用于将东西搬来搬去和检查错误，或者根本没有必要实施这些工作活动。此外，由于接听电话的方式不一致，当患者要求预约时，延误就开始了。在1分钟内只接听25%~40%患者的电话。团队开始测量并发布每位预约调度员应答了多少例患者的电话，以及他们1分钟内接听的电话在整体中所占的比例。此外，发布这些测量指标揭示了工作效率差异。一些调度员一天能够应答

100 个电话，而另一些调度员一天仅应答 20 个电话。

额外改善包括：

- 取消登记表格，并且让登记员直接将患者到达信息录入计算机系统

- 在患者访问诊所之前，采用标准程序准备病历档案

- 将文件交还就诊患者，并且让他们自己带进检查室

- 安装病历档案贮存架，这样对病历档案能够从左到右而不是从上到下进行处理

- 与员工一起制定并发布实施每项任务的最佳方法，包括为医生准备的档案文件

- 将文件送到医生手中

- 在每间检查室内，将经常使用的医疗仪器和用品定位——放置于固定的位置

- 拆除工作区域之间的围墙，让每个区域都有一个清晰的视野

改善成果

- 这家基础医疗诊所每周接诊 46 个额外预约

- 在 1 分钟之内接听患者电话的比例从 40% 上升到 80%~90%

- 患者平均护理时间从 128 分钟降至仅 20 分钟，缩短了 84%

- 几乎所有的补充处方药都会在同一天内完成

- 该基础医疗诊所减少了相当于 6.5 名全职人力工时，据估计每年节省了约 201500 美元

- 在流感疫苗注射季节，该基础医疗诊所减少了加班时间，额外节省了 34990 美元

- 每个季度员工流动率从 30% 降低到低于 3%

精益的理念和工具可以被应用于临床领域，提高临床护理的流程流动，减少错误和返工，消除浪费，为患者的临床体验增加价值。